RELATION D'UNE ÉPIDÉMIE

DE

ROUGEOLE ET SUETTE MILIAIRE

Corbeil. — Typ. et stér. de CRÉTÉ.

RELATION D'UNE ÉPIDÉMIE

DE

ROUGEOLE ET SUETTE MILIAIRE

OBSERVÉE A RUEIL (SEINE-ET-OISE)

EN 1862

Par le docteur E. CHAIROU

ANCIEN INTERNE DES HOPITAUX DE PARIS
CHEVALIER DE L'ORDRE D'ISABELLE-LA-CATHOLIQUE
LAURÉAT DE L'ACADÉMIE IMPÉRIALE DE MÉDECINE

TRAVAIL RÉCOMPENSÉ PAR L'ACADÉMIE IMPÉRIALE DE MÉDECINE

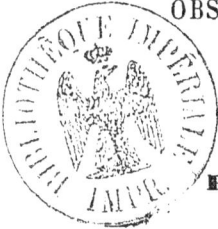

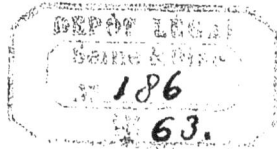

PARIS

J. B. BAILLIÈRE et FILS,

LIBRAIRES DE L'ACADÉMIE IMPÉRIALE DE MÉDECINE,

Rue Hautefeuille, 19.

1863

PRÉFACE

Il est bien difficile d'assigner un âge précis à l'origine de la médecine.

L'homme, exposé à des milliers de causes d'affaiblissement, de maladies et de destruction, a dû chercher à s'y soustraire en même temps qu'il cherchait à augmenter son bien-être.

Mais ces causes sont tellement nombreuses, tellement variées, d'une perception si difficile ; elles exigent une étude si attentive et si approfondie de toutes les circonstances extérieures au milieu desquelles nous vivons, que l'art de la médecine a mis des siècles avant d'arriver à un degré de perfection relative.

De ces causes, cependant, les unes étudiées et analysées soigneusement, parfaitement définies et parfaitement connues, permettent à l'homme de s'y soustraire et de prendre des mesures qui prolongent son existence. C'est par cette connaissance parfaite que l'homme est arrivé à ce degré de civilisation qui fait l'honneur et la gloire de notre siècle, et qui a porté à trente-quatre ans la durée moyenne de la vie humaine.

Les autres au contraire sont tellement obscures, tellement variables, qu'elles échappent presque complétement à notre perception. Vainement, des hommes infatigables et doués d'un grand génie ont observé de tout temps toutes les circonstances au milieu desquelles se développaient certaines maladies ; circonstances sous la dépendance de l'air, de la terre, de la température, de l'électricité, nous n'avons pu jusqu'à ce jour arriver à une solution pratique satisfaisante.

Les causes en effet qui engendrent les maladies épidémiques nous échappent complétement, et, non-seulement elles diffèrent entre elles d'année à année, mais même de saison à saison ; et elles diffèrent non-seulement par leur marche et leurs symptômes, mais encore par le mode de traitement qui leur est applicable. Il est donc rare que ce qui a été étudié par un observateur puisse servir à ceux qui le suivront. Nouveau Sysiphe, le médecin est condamné à rouler sa pierre jusqu'auprès du sommet, mais la pierre retombe et le travailleur doit recommencer sa tâche.

Mais ce que nous n'avons pas fait, d'autres peuvent le faire. Le progrès que n'a pas atteint la génération actuelle, des générations successives pourront l'obtenir. Que si, depuis bien des siècles, chacun, en appliquant un peu sa force, son énergie et son intelligence, nous a fait profiter du bien qu'il a fait ; il est de notre devoir d'imiter cet exemple, selon nos forces, selon le milieu où nous vivons, suivant notre conscience et notre expérience.

C'est ce qui nous a décidé à prendre la plume, pour exposer les quelques faits qui font l'objet de ce mémoire.

Habitant depuis quelques années une ville à laquelle nous nous sommes attaché sincèrement ; vivement frappé de la période pénible que nous venons de traverser, dont nous avons été acteur et triste spectateur, nous espérons faire quelque bien à nos concitoyens.... Ceci posé, nous entrons en matière.

RELATION D'UNE ÉPIDÉMIE

DE

ROUGEOLE ET SUETTE MILIAIRE

Introduction. — Rueil est une ville de 5,000 habitants, accusés par le dernier recensement. La population est composée à peu près de la manière suivante : la moitié environ cultivateurs ou vignerons. De ceux-ci, un grand nombre occupent des logements bien aérés et dans des conditions hygiéniques suffisantes, mais beaucoup d'entre eux logent encore dans des réduits qui laissent beaucoup à désirer au point de vue de l'hygiène, de la commodité et du confortable. C'est ainsi que le logement d'habitation se trouve situé au rez-de-chaussée, endroit humide et malsain, sans ventilation et aération suffisantes, tandis que des pièces plus salubres servent à conserver les provisions et les semailles, quand elles ne servent pas de débarras.

Cependant, il est juste de dire que, grâce au voisinage de Paris, grâce à l'élévation énorme du prix des terrains, grâce à la culture potagère qui a pris un grand développement, la classe des vignerons a éprouvé depuis quelques années une amélioration immense et incontestable.

Le reste de la population se compose de blanchisseurs et ouvriers travaillant dans ce métier : ces derniers se subdivisent en repasseuses, lessiveuses et batteuses; de quelques familles d'ouvriers travaillant dans les fabriques, que j'énumérerai plus tard ; enfin d'un grand nombre de familles bourgeoises vivant dans les meilleures conditions hygiéniques possibles, et de commerçants, classe généralement aisée et bien logée.

Il y a à Rueil : 1° une fabrique de fécule, 2° une fabrique de sirop de glucose, 3° une fabrique de feutres de laine, 4° une fabrique de baudruche montée sur une très-petite échelle, 5° enfin une usine à gaz. Depuis quelques mois, une fabrique de produits chimiques dont la fabrication se borne à l'eau de Javelle.

La ville possède en outre : une salle d'asile contenant trois cent dix-huit enfants, une crèche contenant de quarante à cinquante enfants nouveau-nés, une école, de nombreuses pensions et un ouvroir.

Le nombre des enfants qui fréquentent ces différents établissements varie à chaque instant. Il y a en outre un certain nombre de femmes, nombre illimité d'ailleurs, dont la profession consiste à recevoir en garde les enfants dont les parents vont à leur travail. Il est impossible de préciser le nombre de ces gardes, et par suite le nombre des enfants qui leur sont confiés ; je puis affirmer cependant qu'il doit être très-considérable et que beaucoup de logements dans lesquels ils sont renfermés toute la journée laissent beaucoup à désirer, soit comme espace, soit comme aération, soit comme insolation.

La ville est bâtie sur le versant d'une colline. Je la diviserai, pour la plus grande facilité du sujet, en trois parties : la partie haute, la partie moyenne, et le quartier bourgeois. Les rues sont en général droites et bien percées. Celles de la partie haute de la ville ont une pente considérable qui donne aux eaux un écoulement suffisant. Il n'en est pas de même de la partie moyenne, dans laquelle il a été impossible d'imposer une déclivité suffisante au rapide écoulement des eaux. Cet inconvénient est d'autant plus grave que ces eaux sont souvent mélangées en grande partie de matières animales provenant soit des boucheries, soit des lavoirs de blanchisseurs, et, dans ce dernier cas, elles sont chargées de matières savonneuses qui entrent facilement en décomposition.

Quelques logements de la ville offrent des causes d'insalubrité tenant aux raisons suivantes : 1° cour située en contre-bas des rues et par suite retenant les eaux pluviales, la boue, les ordures et souvent les excréments des habitants, ce qui donne lieu à des émanations malsaines; 2° trous à fumier servant de réservoirs à des matières qui exhalent de mauvaises odeurs; 3° et cette cause est la plus importante : un trop grand nombre d'individus accumulés dans un espace trop étroit, mal aéré, mal ou pas carrelé; une seule pièce servant de chambre à coucher, de réfectoire et de cuisine à une nombreuse famille.

Dans le cours de ces dernières années, l'administration a déployé une grande énergie et une remarquable activité pour supprimer les deux premières causes d'insalubrité que je viens de mentionner; elle est parvenue à introduire d'immenses améliorations ; malheureusement elle n'a pu tout faire ; l'inertie et la résistance des propriétaires d'une part; d'autre part, de grands travaux en voie d'achèvement l'ont empêchée de faire tout le bien auquel elle avait appliqué sa tâche.

Quant à la troisième cause d'insalubrité, on n'a pu jusqu'ici y apporter aucune modification ; aucun arrêté, aucune loi, ne pouvant empêcher les familles d'ouvriers de se loger où bon leur semble et en aussi grand nombre que bon leur semble.

Je n'ai pas parlé jusqu'ici du quartier bourgeois; ce

quartier ne laisse rien à désirer; et, soit au point de
vue des logements eux-mêmes, soit au point de vue de
l'air ou du sol, peu de villes sont aussi bien partagées
que celle qui nous occupe.

Rueil, comme tous les environs de Paris, est bâtie
sur un terrain calcaire composé de pierres meulières
dont la couche est considérable, d'où résulte l'exploi-
tation de carrières, source de richesses pour une partie
de la population. Au-dessous de cette couche se trouve
la terre glaise à une profondeur très-variable. Ainsi,
dans la partie est de la ville, cette couche est à peine de
quelques mètres; dans la partie ouest, au contraire,
elle est infiniment plus éloignée de la surface du sol.

La ville est bornée de trois côtés par des collines
assez élevées. La plus élevée de toutes est le Mont-
Valérien, qui va s'abaissant à l'ouest jusqu'au bois qui
sépare la Celle-Saint-Cloud de Versailles, et dont la
pente augmente ensuite progressivement, pour aboutir
aux aqueducs de Marly, situés sur un point un peu moins
élevé cependant que le Mont-Valérien.

La ville se trouve par conséquent au fond d'un en-
tonnoir qui commence aux collines sus-indiquées, pour
aboutir à la Seine, dont elle est cependant distante de
un kilomètre environ.

Il résulte de cette situation que toute l'eau pluviale
qui tombe dans cet espace considérable, glissant sur le
banc de terre glaise dont j'ai parlé, procure au pays
des sources nombreuses et de qualité variable, suivant
l'endroit où l'eau est recueillie, donne à la ville
l'inappréciable avantage d'une eau en général très-
bonne, distribuée à profusion, soit dans des fontaines
publiques, soit dans l'intérieur même des maisons.

Ces considérations générales étaient nécessaires pour

expliquer certaines particularités de l'épidémie dont je vais parler maintenant.

Au mois de mai de l'année 1862, la rougeole s'abattit sur une maison située loin de la ville. Sur six enfants, quatre furent frappés à deux jours de distance, les deux autres furent épargnés. La maladie suivit sa marche la plus régulière et la plus bénigne. Puis, du mois de mai au mois de juillet, quelques cas isolés se développèrent dans l'intérieur de la ville sans aucune gravité d'ailleurs, cas pour lesquels le médecin ne fut pas toujours appelé.

On sait que la température de l'été de l'année présente fut infiniment variable; le temps, plus souvent pluvieux, présentait des alternatives de pluies froides ou orageuses et de chaleurs torrides. Le vent le plus souvent sud-sud-ouest.

Début de l'épidémie. — A la fin de juillet, dans le commencement d'août, un grand nombre d'enfants se trouvèrent atteints de la rougeole; vers le 15, cinquante enfants environ étaient au lit, les symptômes augmentaient en même temps d'intensité. Quelques accidents typhoïdes, pouvant faire prendre le change pour une dothinentérie des plus graves au début de la maladie, annonçaient l'invasion, puis l'éruption se déclarait, entourée d'un cortége de symptômes d'une gravité inusitée : puis encore la maladie faisant des progrès notables, sévissant dans les classes pauvres, par conséquent soumises à de déplorables conditions hygiéniques, elle acquit une gravité presque sans exemple jusqu'à ce jour.

Du 15 août au 15 septembre, cinq cents enfants environ furent frappés par le fléau. A l'asile, sur trois cent dix-huit enfants, trente-huit seulement furent épargnés. A la crèche, sur cinquante-quatre enfants, dix, au-dessous de six mois, furent seuls épargnés.

Dans une des pensions de la ville, sur quarante-cinq enfants, trente-six furent frappés en quelques jours. (Cette pension ne se compose que d'externes.)

Il serait impossible de publier chacune de ces observations en particulier. Je vais par conséquent décrire d'une manière générale les symptômes présentés par le plus grand nombre d'enfants, en insistant particulièrement sur la forme très-singulière des accidents qui ont amené les trop nombreux décès que nous avons eu à déplorer.

L'âge des enfants qui ont été frappés, varie entre huit mois et quinze ans. La majorité avait de deux ans à cinq ans. Au déclin de l'épidémie, quelques personnes de l'âge mûr ont été frappées, une femme de trente-sept ans, une femme de quarante-trois ans et un homme de vingt-huit ans. J'ajoute sur-le-champ que dans ces trois derniers cas, la maladie avait perdu tout caractère de malignité. Ces trois malades ont été atteints par la rougeole seule. La suette ne s'est pas développée à la suite.

Les deux sexes ont fourni un nombre à peu près égal de victimes. L'âge qui a donné le plus de prise au fléau, a été l'âge de deux à quatre ans. Ainsi, dans les cent premiers cas, quelques enfants à peine avaient au-dessous de deux ans ou au-dessus de cinq. Ainsi, pour prendre un exemple : dans une famille composée de huit enfants (plusieurs ont été dans ce cas) ; les premiers frappés étaient âgés de deux à quatre ans, puis venaient les enfants plus âgés, et en dernier lieu seulement les enfants les plus jeunes.

Prodromes. — Les prodromes que nous allons constater n'avaient pas une durée fixe, quelquefois ils se prolongeaient de un à cinq jours, puis l'éruption paraissait.

Dans d'autres cas, très-nombreux du reste, le retour à la santé paraissait complet, pendant un temps variable, un jour, deux jours, et même quelquefois une semaine ; puis, les mêmes accidents revenaient, et enfin l'éruption se développait.

Des frissons répétés, peu prolongés et la fièvre ouvraient la marche en quelque sorte à la maladie. Elle allait en s'augmentant notablement.

Au bout de quelques heures une toux sèche, férine, incessante, se faisait entendre. Un peu après, ou même en même temps, des éternuments éclatants très-répétés, des larmoiements abondants, bouffissure à la face, congestion des muqueuses, la peau est sèche, chaude, quelquefois brûlante même ; ensuite survenaient presque dans tous les cas, les vomissements, les épistaxis.

Ces deux derniers symptômes se sont présentés environ dix-neuf fois sur vingt cas. Ils étaient d'une intensité variable. Tantôt les vomissements étaient peu abondants et peu fréquents ; l'épistaxis léger variant depuis quelques gouttes de sang jusqu'à des hémorragies nasales très-abondantes et très-répétées, ayant même nécessité dans certains cas l'intervention chirurgicale.

La nature des matières vomies n'a pas toujours été la même ; quelquefois de simples mucosités étaient rendues ; d'autres fois des matières musoco-bilieuses, porracées, rejetées après des efforts convulsifs. La langue, à cette période de la maladie, était plutôt rouge que blanche ; les paupières toujours considérablement bouffies, les conjonctives pictées de rouge, les scléroti-

ques fortement injectées, le pharynx très-rouge, les
amygdales gonflées, mais sans aphthes et sans taches
blanchâtres. Enfin, dans un grand nombre de cas, une
diarrhée plus ou moins abondante apparaissait au début
même de la maladie, tantôt séreuse ou bilieuse, tantôt glaireuse et sanguinolente avec grandes douleurs et
affectant la forme dysentérique.

Dans le plus grand nombre des cas nous avons déjà
dit que ces symptômes persistaient sans rémittence
jusqu'au jour de l'éruption. Mais cette règle n'était
nullement absolue. Souvent nous avons été induit en
erreur par l'irrégularité des symptômes initiaux.

Pendant un temps variable, quelquefois quelques
heures, quelquefois plusieurs jours, l'état général
s'amendait complétement. Le cortége de symptômes
que nous venons de décrire disparaissait en totalité ou
en partie. Le malade se levait, mangeait, jouait et sor-
tait; puis, quand médecins et parents croyaient à une
guérison complète, la fièvre reprenait avec toute sa
violence, ses frissons répétés; les autres symptômes se
reproduisaient : quelquefois une nouvelle rémittence
donnait le change. Mais le plus souvent cet état persistait jusques et après la sortie de l'éruption cutanée.

A part la diarrhée et les vomissements, nous n'avons
donc constaté rien d'anormal dans la période prodromique de l'éruption ; si ce n'est la violence extrême de
tous les symptômes et le coma plus prolongé qu'il n'est
d'usage de l'observer. Malgré ces légères variantes, la
rougeole semblait régulière jusqu'à cette période.

Éruption. — L'éruption apparaissait en général, mais
pas toujours cependant, sur le visage d'abord, par plaques rouges très-abondantes, de formes irrégulières,
disséminées sans ordre sur toutes les parties de la figure,

disparaissant sous la pression du doigt, et séparées
entre elles par de petits espaces livides à bords comme
déchiquetés. Quelquefois en même temps qu'au visage,
mais plus souvent quelques heures après, le tronc offrait
de petites taches rouges qui allaient en croissant du
centre à la circonférence, et qui de là gagnaient les
membres, restant quelquefois à l'état de simples pictés,
mais le plus souvent couvraient toutes les parties atteintes d'une sorte de trame d'un rouge violacé.

L'éruption, loin de diminuer les symptômes géné-
raux sus-mentionnés, semblait les aggraver au contraire. La fièvre prenait une intensité plus considérable,
le pouls s'élevait à cent-vingt, cent-cinquante à cent
quatre-vingts pulsations. La toux ne diminuait nullement, et les éternuments persistaient avec autant de
fréquence.

Cependant, en général, les vomissements et l'épistaxis
disparaissent en même temps qu'apparaissait l'éruption
cutanée. Le plus souvent l'enfant était plongé dans un
coma dont il était difficile de le faire sortir, même pour
le faire boire, et dans lequel il retombait dès qu'on cessait de s'occuper de lui. Il poussait incessamment des
cris encéphaliques plaintifs, dont il semblait n'avoir
pas conscience.

A l'auscultation, on constatait des râles sibilants,
sous-crépitants ou même crépitants des deux côtés de
la poitrine. Une asphyxie paraissait résulter de l'intensité de la congestion pulmonaire. Il est même utile de
constater que ces symptômes asphyxiques étaient en
général hors de toute proportion avec les signes perçus
à l'auscultation. Ceux-ci, perçus avec la plus scrupu-
leuse attention, ne rendaient pas toujours compte de
l'intensité des phénomènes que nous avons signalés,

phénomènes tout à fait semblables à ceux du *pseudo-croup*, et qui rappelaient les phénomènes observés et décrits par M. le professeur Trousseau, dans l'épidémie qui régna à l'hôpital Necker en 1845 et 1846; épidémie dans laquelle, sur vingt-quatre malades, vingt-deux furent enlevés en quelques jours. Du reste, comme nous le verrons plus tard, ces accidents qui persistaient depuis le début de la maladie jusqu'à la période de desquamation, firent peu de victimes. Ils étaient remplacés par des accidents d'une autre nature, infiniment plus graves, qui occupaient tout l'organisme et amenaient promptement la mort par des symptômes d'un tout autre ordre.

Dès le commencement de l'éruption, des sueurs profuses baignaient constamment le corps, même lorsque le malade n'était pas surchargé de couvertures.

Au moment où l'éruption de la rougeole était dans toute sa violence, du deuxième au cinquième jour de l'éruption; où les sueurs que je viens de signaler baignaient constamment le corps du malade, on voyait apparaître d'abord sur les faces latérales du cou, puis ensuite sur le front, sur le visage, sur le tronc et les membres, un picté plus ou moins abondant, présentant des petites saillies formées par des vésicules blanchâtres semblant remplies de sérosité. Au fur et à mesure que l'éruption de la rougeole pâlissait, une éruption nouvelle semblait la remplacer, formée par ces vésicules faisant saillie sous le doigt; peu visibles à l'œil nu, mais au contraire très-apparentes avec une forte loupe.

Ces vésicules, contenant un liquide trouble, étaient entourées d'une auréole d'un rouge vineux dont tantôt les bords se confondaient avec ceux des vésicules voisines, tantôt étaient isolées. Celles-ci étaient plus fréquentes sur le front, le visage et les faces latérales du cou. La forme agglomérée, au contraire, était plus fréquente sur le tronc et les membres, de manière à former des plaques proéminentes au-dessus du niveau de la peau.

Cette nouvelle éruption de suette miliaire, peu considérable au début, augmentait souvent en quelques heures, quelquefois en quelques jours. La peau, très-chaude d'ailleurs, produisait au toucher une sensation spéciale, rappelant un peu celle produite par la peau du requin. Cette nouvelle éruption était précédée et accompagnée d'une sécrétion de sueurs profuses, qui exhalaient une odeur rappelant celle de la paille pourrie.

Nous n'oserions insister d'une manière absolue sur ce dernier symptôme, qui pourrait bien provenir de la fermentation produite par les matières qui baignaient le lit du malade. Ces sueurs étaient d'une abondance telle, que non-seulement les chemises étaient en trop petit nombre dans les pauvres familles qui ont été frappées, mais encore que les matelas des petits malades étaient totalement trempés en quelques heures, de manière à nécessiter un séchage long et difficile.

A cette période, apparaissaient deux nouveaux symptômes :

D'abord un muguet confluent sur la langue, les lèvres, les gencives, et en général tapissant tout l'intérieur de la cavité buccale, et apparaissant ensuite entre les lèvres de la vulve, chez les petites filles, où elles exigeaient des soins de propreté malheureusement trop rarement rendus. Ce muguet était en général d'une confluence extrême en très-peu de temps. Bien plus

considérable à la bouche qu'à la région vulvaire, il était
rapidement compliqué d'ulcérations grisâtres, à la
pointe de la langue, à la face interne des deux lèvres,
ou à la partie interne et postérieure des joues. Ces ulcérations avaient tantôt des bords coupés à pic et pro-
fondément déchiquetés, à fond grisâtre, sanieux; tantôt des bords se confondant insensiblement avec les
parties voisines malades. Autour de l'ulcération, l'é-
ruption du muguet reparaissait avec confluence et avec
ses caractères propres.

Les frictions avec des collutoires fortement boratés,
avec de l'alun pur, avec du sous-nitrate de bismuth,
etc..., ne modifiaient pas toujours cet état. Dans tous
les cas la modification, quand elle se produisait, était
lente et présentait de fréquentes alternatives de mieux
et de pire.

La diarrhée ne paraissait pas notablement influencée
par l'existence du muguet ; elle subsistait avec ses caractères variables chez les différents individus, soit
quant à la quantité, soit quant à la nature même des
matières rendues.

Presque toujours cet état était accompagné de l'érythème des fesses, des cuisses et même des talons.
Quelquefois cet érythème était poussé jusqu'à l'ulcération. Cette ulcération présentait les mêmes caractères
que l'ulcération de la cavité buccale. Elle devait
d'autant mieux être remarquée que la maladie générale était d'une durée trop courte pour expliquer des
lésions aussi considérables par le frottement continu
sur le lit du malade.

Ensuite une laryngite dont l'effet immédiat était de
voiler, sinon d'éteindre complétement la voix. L'enfant
cherchait toujours à pousser des cris, et ne parvenait

qu'à produire soit un léger sifflement, soit un son étouffé.

Desquamation. — Quatre jours après l'éruption de la rougeole, et deux ou trois jours après celle de la suette, les sueurs commençaient à devenir de moins en moins abondantes, et commençaient à apparaître des plaques furfuracées, peu abondantes d'abord, isolées entre elles, infiniment plus nombreuses à la figure que sur le reste du corps, d'autant plus abondantes que la peau acquérait plus de sécheresse. Pour peu que l'éruption de suette eût été plus considérable, ces plaques ne tardaient pas à se rejoindre entre elles et à présenter l'aspect, beaucoup plus prononcé sur le front que partout ailleurs, d'une carapace semblable à des écailles de poissons ; puis ces écailles devenaient de moins en moins abondantes, et vers le huitième jour ou le neuvième jour en général, mais quelquefois beaucoup plus tard, le corps reprenait son apparence normale.

Nous insisterons avec plus d'attention sur ce phénomène, pour plusieurs raisons. Cet état écailleux et rugueux sec de la peau succédait à une humidité considérable produite par l'abondance de sueurs. En second lieu, il était d'autant plus surprenant à observer que, dans la grande majorité de cas de rougeole simple non accompagnés de suette, les choses se passent d'une manière toute différente. Il n'y a pas de desquamation proprement dite, ou du moins les écailles sont en si petite proportion et ont si peu d'adhérence, qu'elles restent fixées sur le linge de l'enfant, et que c'est sur la chemise et non sur la peau qu'il faut les chercher.

Dans l'épidémie qui nous occupe, au contraire, les écailles ont été d'autant plus considérables que la ma-

ladie avait une forme plus grave. Elles étaient même
bien plus abondantes que les écailles de la scarlatine et
présentaient un aspect différent, en ce sens que, très-
considérables en volume, elles semblaient s'imbriquer
les unes dans les autres, exactement comme des écailles de poisson. Il était possible de les faire tomber par
une friction un peu forte ; mais on ne rendait pas pour
cela à la peau son aspect normal, qui restait chagriné,
rugueux et sec au toucher.

Il est inutile de dire que tous les malades n'ont pas
présenté ce symptôme au même degré : mais c'était
toujours à peu près là le caractère de la desquamation
de la double éruption qui nous occupe.

Complications. — Nous avons parlé des accidents
d'ataxie qui accompagnaient l'éruption de rougeole et
de suette. Une diarrhée considérable, séreuse ou por-
racée, ou glaireuse et sanguinolente, se montrait le plus
souvent dès le début de la maladie, soit en même temps
qu'apparaissait le muguet que j'ai signalé dans la cavité
buccale.

Les symptômes d'ataxie ont existé chez presque tous
les malades et ont formé le caractère dominant de
l'épidémie.

La pneumonie ou broncho-pneumonie; le catarrhe
capillaire ou suffocant ont existé également dans un
grand nombre de cas, et non pas toujours causés par
l'imprudence des parents et le refroidissement auquel
ils laissaient s'exposer les petits malades, mais par
l'aggravation successive des symptômes thoraciques.

Des râles sibilants, crépitants et sous-crépitants
étaient perçus à l'auscultation tantôt dans un poumon,
tantôt dans un autre, tantôt dans les deux ; soit simultanément, soit successivement.

La respiration devenait de plus en plus oppressée, les mouvements respiratoires plus nombreux, plus saccadés, montaient à soixante, quatre-vingts et même cent et quelques par minute.

Il y avait chez les différents malades deux phénomènes distincts, relativement à l'oppression et à la respiration saccadée. Nous allons entrer dans quelques développements à cet égard.

Au début de la maladie, souvent même pendant la période prodromique, alors que l'éruption paraît généralisée sinon localisée sur toutes les muqueuses, la respiration était oppressée mais sans saccade. Plus gênée que dans l'état normal ou même que dans la bronchite simple avec tout son cortége de toux férine, d'éternuments répétés, de coryza avec écoulement ou suintement irritant, l'oppression était exclusivement occasionnée par l'état congestif des organes respiratoires. De là rougeur de la face et des pommettes, injection des conjonctives, yeux saillants, etc.

Plus tard, au contraire, lorsque la maladie arrivait à sa dernière phase, l'oppression, bien qu'augmentant d'intensité, changeait complétement de nature. Plus saccadés et moins profonds étaient les mouvements respiratoires. Si les lèvres prenaient une coloration violacée, en revanche la figure était pâle, les yeux se cavaient, les membres et les extrémités se refroidissaient. Il y avait un phénomène tout différent du premier, phénomène propre à quelques maladies septiques et sur la valeur duquel nous reviendrons un peu plus loin.

Le creux épigastrique se déprimait fortement à chaque mouvement respiratoire, et présentait cette apparence de gourde si constamment observée dans les atteintes du croup arrivé à sa dernière période.

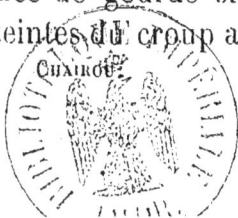

2

La toux, très-fréquente toujours, changeait de caractère et était complétement voilée, à cause de la laryngite dont j'ai parlé plus haut.

Ce phénomène était d'autant plus étrange, que l'ar-
rière-gorge des très-nombreux malades que j'examinai
très-attentivement ne présentait aucune lésion qui pût
en rendre compte.

L'expectoration était nulle, comme cela a toujours
lieu du reste chez tous les enfants.

Les vomissements soit provoqués, soit spontanés
n'apportaient aucun soulagement à cet état.

Dans quelques cas, au déclin de l'affection, nous avons
observé des ulcérations profondes au bord des narines
et des paupières.

Dans des cas assez nombreux nous avons vu apparaître des abcès multiples et très-localisés. Ainsi, chez
un petit malade âgé de quatre ans, nous avons ouvert
en trois jours onze abcès, dont trois au visage. Chez une
petite fille de quatre ans, cinq abcès, quatre au visage,
un au cou. Chez beaucoup de petits malades, deux ou
trois abcès. Cette complication n'apparaissait jamais
qu'au déclin de la maladie, ou même pendant la durée
de la convalescence. Sa fréquence relative a été à peu
près de un sur vingt. Elle n'excluait pas, du reste, les
autres complications. La varioloïde a compliqué quelquefois la rougeole. Dans une famille, sur quatre enfants, trois furent atteints de la rougeole, un de varioloïde, quoique non vacciné ; tous guérirent, et le tableau
changea. Le varioleux gagna la rougeole et la suette,
les trois autres, la varioloïde. Le premier mourut.

Les vésicatoires appliqués sur le thorax, soit sur
toute autre partie du corps, se recouvraient en général
de fausses membranes d'un aspect fuligineux, qui se

reproduisaient avec une opiniâtreté persévérante. Chez un seul de nos malades, nous avons vu survenir la gangrène sur deux vésicatoires appliqués simultanément. Un petit point noir se montra d'abord sur l'une des plaies, puis quatre jours après sur l'autre. Ce qui, dans le principe, n'était qu'un simple point s'agrandit peu à peu tant en profondeur qu'en largeur, pour occuper toute la surface de la plaie et toute l'épaisseur de la peau et du tissu cellulaire sous-cutané. Nous n'avons pas observé la gangrène de la bouche ou de la vulve.

Dans deux cas, dont l'un a été vu avec moi par mon excellent confrère, le docteur L. Pénard, nous avons eu, à la suite du muguet, scorbut complet des gencives, hémorragies très-abondantes, plaques gangréneuses, puis chute spontanée de cinq dents, et enfin nécrose d'une partie du maxillaire inférieur.

Dans les deux cas, c'est le maxillaire inférieur qui s'est trouvé nécrosé dans la moitié de sa hauteur et à la partie correspondant aux incisives et aux canines.

Le séquestre, très-long à se détacher, n'est pas encore mobile à l'époque où nous rédigeons ce mémoire (fin octobre 1862), six semaines après la guérison des deux malades.

Il est inutile de dire que, dans ces deux cas, l'haleine exhale encore aujourd'hui une odeur infecte.

Les deux malades dont il s'agit paraissent parfaitement revenus à la santé, bien que présentant ce singulier phénomène d'une partie de squelette assez considérable sur un corps bien portant.

Les emplâtres appliqués avec l'huile de croton produisaient souvent des phlyctènes d'une assez grande étendue, remplies en général d'une sérosité jaunâtre, mais remplies aussi quelquefois d'un sang noirâtre et remarquablement fluide.

Dans un cas nous avons observé la complication d'un croup complet, apparaissant avec toute la série de symptômes, suffocations, angoisses, agitation extrême, toux croupale et sifflement laryngo-trachéal.

Dans plusieurs cas, à la fin de la convalescence, apparaissait une véritable fièvre typhoïde sous forme muqueuse et sans gravité. Il semblait que l'intensité de la fièvre typhoïde fût en raison inverse de l'intensité de la rougeole suette.

Dans aucun cas nous n'avons constaté de complication de scarlatine ou même d'angine couenneuse. Nous avons mentionné un seul cas de croup. Car le muguet, dont presque tous les cas ont été compliqués, n'offrait pas la moindre analogie avec les plaques couenneuses qui se forment dans le pharynx pendant la fièvre scarlatine.

Sur les cinq cent soixante malades, nous n'avons constaté qu'un seul cas d'anasarque, et encore dans ce cas particulier, n'ayant vu le malade qu'après la disparition de l'éruption, nous ne pouvons affirmer à quel exanthème l'anasarque a succédé.

Pronostic. — D'après tout ce que nous venons de dire, il est facile de conclure combien le pronostic était grave. Cependant cette gravité augmentait d'autant plus que le sujet était plus affaibli, plus débile, plus assujetti à de mauvaises conditions hygiéniques.

L'encombrement a toujours été une des plus mauvaises données pour la guérison. Chez tous les enfants logés en trop grand nombre, dans un petit espace, quand la mort n'a pas été la loi, la guérison a toujours été plus longue, plus difficile, plus accidentée que dans les cas contraires, et un affaiblissement très-considérable était toujours le résultat de la maladie.

La gravité du pronostic nous a presque toujours paru en rapport avec les accidents cérébraux dont nous avons parlé. Ainsi, si à l'époque de l'éruption l'enfant restait plongé dans le coma, avalait difficilement et poussait des cris encéphaliques fréquents, la mort était presque fatalement la terminaison de la maladie. Si, au contraire, les symptômes encéphaliques s'atténuaient vers le deuxième jour de l'éruption de suette, la guérison était la règle.

Le muguet très-confluent, la laryngite très-prononcée, une diarrhée très-considérable, étaient autant de symptômes qui aggravaient le pronostic.

La broncho-pneumonie, bien que très-grave au début, guérissait cependant bien plus fréquemment que les complications que nous venons de mentionner.

La confluence de l'éruption ne paraissait pas aggraver le pronostic. Quelques cas furent très-graves, avec une éruption légère. D'autres cas et très-nombreux, relativement bénins, malgré l'éruption très-confluente.

Terminaison. — Quand la guérison devait s'opérer, les symptômes encéphaliques disparaissaient en premier, le petit malade reconnaissait les personnes qui l'entouraient, et restait pendant deux jours entre des alternatives de coma et de lucidité. Peu à peu il buvait avec plus d'avidité, puis prenait quelques aliments. Le muguet disparaissait, la diarrhée changeait de caractère, diminuait en abondance. Le petit malade s'asseyait spontanément sur son lit, puis reprenait peu à peu ses habitudes.

Si, au contraire, la terminaison devait être fatale à

une époque variable de la maladie, quelquefois dès le
second jour de l'éruption, quelquefois les jours sui-
vants, une fois *huit jours* après la disparition complète
de la maladie (enfant fille, douze mois, très-débili-
tée), la tête se renversait en arrière ; un épisthotonos
léger d'abord, puis plus considérable, se prononçait de
plus en plus. Les yeux se cavaient, les globes oculaires
se relevaient sous les arcades orbitaires, la respiration
devenait brusque, saccadée, incomplète et de plus en
plus fréquente. C'est dans ces cas que nous avons pu
compter cent-vingt inspirations par minute. Quelquefois les mouvements respiratoires s'arrêtaient subite-
ment pendant quelques secondes, pour reprendre ensuite avec la même intensité.

En même temps des symptômes d'asphyxie se pro-
nonçaient de plus en plus, bien que souvent il n'y eût
pas trace de pneumonie. Les lèvres devenaient violettes
et même noirâtres, les conjonctives fortement injectées, la langue froide, bleuâtre et couverte d'un enduit
visqueux ; les extrémités étaient glacées, bien que cou-
vertes d'une sueur abondante. La fonction de l'hématose
ne se faisait plus que très-incomplétement ; mais les
fonctions des sens persistaient avec une certaine énergie. Ainsi l'enfant s'agitait lorsqu'il était pincé, lorsqu'on lui faisait respirer des odeurs fortes, comme de
l'éther, de l'acide sulfureux ou de l'ammoniaque ;
lorsque l'on passait le doigt sur la cornée, et lorsqu'on
lui mettait dans la bouche une substance très-sapide,
comme du sel de cuisine.

Dans tous ces cas, le malade s'agitait, poussait quelques cris plaintifs, puis cessait brusquement tout mouvement respiratoire, de façon à faire craindre une asphyxie foudroyante.

Cet état convulsif persistait plus ou moins long-temps. Dans deux cas, chez un enfant de seize mois (garçon), et chez un enfant de huit mois (fille), cette attaque convulsive a amené la mort en moins d'une heure.

D'autres fois, elle s'est prolongée quelques heures, et plus souvent quelques jours.

Cette oppression excessive, ces désordres des voies respiratoires, ces mouvements convulsifs étaient-ils produits par une lésion matérielle ? Nous ne le croyons pas.

Ces symptômes ont été observés dans un grand nombre de maladies septiques. Nous les avons observés, notamment, fréquemment dans l'épidémie de choléra de 1854 : j'étais à cette époque interne à l'hôpital des Incurables (hommes) ; dans l'épidémie de fièvre puerpérale de 1856, à l'hôpital Necker ; dans des cas nombreux de fièvres typhoïdes. A cette époque, les nombreuses autopsies faites avec le plus grand soin ne nous ont révélé aucune lésion matérielle, ni dans les centres nerveux, ni dans les poumons, ni dans le cœur, ni dans les gros vaisseaux, qui pût rendre compte de la constance et de la gravité de ces phénomènes que nous avons dû rattacher à une perturbation énorme de l'innervation.

Dans l'épidémie actuelle, bien que nous n'ayons fait aucune autopsie, je crois pouvoir attribuer à la même cause les mêmes phénomènes observés et amenant la même terminaison fatale. Un principe septique inconnu dans son essence, aggravé peut-être par l'encombrement, a déterminé chez nos jeunes malades toute cette série de symptômes.

Si, le plus souvent, les râles maintes fois mentionnés

persistaient dans les poumons et se révélaient avec la
même netteté à l'auscultation, dans quelques cas cependant ils disparaissaient complétement, et l'oreille
ne percevait qu'un mouvement respiratoire très-
affaibli, il est vrai, mais sans mélange de bruits anor-
maux.

Dans aucun cas nous n'avons vu les moyens les plus
énergiques changer, ou même retarder l'issue fatale,
dès que l'episthotonos avait été bien prononcé.

Ainsi, le vésicatoire placé tout le long de la colonne
vertébrale, des frictions sur tout le corps avec de la
pommade de Gondret, les lavements avec l'oxyde de
zinc, l'assa fétida, la valériane et le musc, des sinapismes en permanence appliqués sur les membres, des
ligatures très-serrées aux bras et aux jambes, des frictions d'onguent mercuriel sur tout le cuir chevelu
n'ont apporté aucun changement dans la série des
symptômes et aucun retard à la mort.

En même temps que ces attaques convulsives se
produisaient, on observait un relâchement complet des
sphincters. Ainsi les matières fécales et les urines
s'écoulaient constamment.

Chez un enfant de sept ans (fille), les mouvements
convulsifs se sont prolongés et propagés au bras droit ;
chez tous les autres, ils sont restés bornés à la tête
et aux muscles du thorax.

Le mode de terminaison que nous venons de signaler, bien qu'ayant été de beaucoup le plus fréquent
lorsque la mort devait s'ensuivre, n'a pas cependant
été le seul.

Dans plusieurs cas la pneumonie a amené la mort,
tantôt par la violence des symptômes inflammatoires,
deux fois par une tuberculisation aiguë.

Marche. — Durée. — Terminaison de l'épidémie. —
L'épidémie commença à la fin de juillet et dans les
premiers jours du mois d'août par quelques cas assez
nombreux, il est vrai, mais d'une bénignité relative.
Vers le 18 août, deux cents enfants environ avaient été
frappés ; il parut y avoir une rémittence le 24 et le 25 ;
mais, dans les premiers jours de septembre, plus de
cinq cents enfants avaient contracté l'épidémie.

Vers le 10 septembre, la maladie parut se bifurquer.
On ne constata plus la suette et la rougeole réunies
ensemble et sur le même individu, mais seulement sur
des individus séparés. L'une de ces deux affections
semblait exclure l'autre; et nous avons pu voir des
suettes miliaires sans gravité succéder presque sans
transition aux suettes malignes dont nous avons parlé ;
de même les rougeoles simples, normales et régulières,
commencer, croître et se terminer sans la plus légère
complication.

Quelques cas isolés ont continué à se manifester
vers la fin de septembre et les premiers jours d'octobre ;
mais, dans aucun cas, la suette ne compliqua la rougeole,
ni la rougeole la suette. Ainsi, du 15 septembre au
15 octobre, nous avons eu à traiter vingt nouveaux cas
de rougeole qui suivit sa marche normale, et deux cas
de suette simple et bénigne. Nous avons déjà dit que
quelques personnes de l'âge mûr ont été atteintes par
la maladie sans en ressentir aucun accident sérieux.

L'épidémie débuta et se limita presque, sauf de très-
rares exceptions, dans la partie moyenne de la ville.
Elle sembla choisir un certain nombre de foyers, tous,
sans exception, situés dans les familles pauvres, mal
logées et dans lesquelles se trouvaient les enfants les
plus nombreux, et de là elle s'irradiait aux alentours.

Mais, dans les familles d'ouvriers composées de plusieurs enfants, dès que l'un de ceux-ci était atteint, tous les autres ne tardaient pas à être frappés.

Dans la suite, lorsque vers le 10 septembre la maladie changea de caractère et se transforma en rougeole simple, les cas isolés s'étendirent au delà des limites assez restreintes que je viens de signaler. Elle frappa quelques enfants de la classe aisée. Il n'y eut aucun décès à déplorer dans cette dernière phase de l'épidémie.

Comme je l'ai déjà dit, la maladie débutait chez les enfants âgés de deux à quatre ans, puis gagnait les plus âgés pour frapper ensuite les plus jeunes.

En général, tous les enfants d'un même ménage étaient frappés dans l'espace de quarante-huit heures à quatre jours au plus.

Quant aux convalescences, leur durée variait à l'infini. Quelques-unes passablement rapides, le plus grand nombre traînant au delà de toutes prévisions. Cependant nous pouvons affirmer qu'elles étaient plus simples et plus rapides, selon que les logements étaient plus spacieux, mieux aérés et mieux isolés.

Cependant il n'en fut pas toujours ainsi. Le petit malade dont j'ai parlé à plusieurs reprises, qui fut atteint de cette double pneumonie pour laquelle de nombreux vésicatoires furent applqueés, et qui tous se recouvrirent d'une exsudation pneumo-membrâneuse, eut une convalescence tellement prolongée, qu'à la fin d'octobre, la nécrose du maxillaire inférieur n'était point encore guérie, malgré un état général et un appétit satisfaisant. Cet enfant se trouvait dans de bonnes conditions hygiéniques, tant sous le rapport de l'alimentation que du logement. Je dois ajouter qu'il était sujet à de fréquentes attaques de faux croup.

Parmi toutes les familles qui ont été si gravement frappées par le fléau, nous avons eu à soigner simultanément dans une famille neuf enfants de douze ans à huit mois, logés dans une seule chambre non carrelée, pourvue d'une seule fenêtre très-étroite et à peu près jamais ouverte.

Dans une autre famille huit enfants, huit malades : une seule chambre servant de dortoir, de réfectoire et de cuisine pour toute la famille. Plusieurs autres familles : cinq enfants, cinq malades, dans les mêmes conditions de salubrité que ci-dessus.

De nombreuses familles auxquelles s'appliquent les mêmes réflexions, composées de quatre, trois ou deux enfants.

Une des particularités les plus remarquables de cette épidémie, c'est qu'elle a frappé exclusivement un quartier de la ville, exclusivement encore la classe la plus nécessiteuse.

Ce qui doit surtout frapper dans la marche de cette épidémie, c'est : 1° son intensité extrême dans une période de temps très-courte, « un mois » ; 2° sa localisation exclusive dans un quartier de la ville et sur les familles les plus indigentes de la localité.

Du 13 août au 5 septembre, trente-cinq enfants ont succombé à l'épidémie. C'est donc à peu près la proportion de sept pour cent, proportion énorme si on envisage qu'elle a été exclusivement fournie par une seule classe d'habitants. Ces trente-cinq décès sont répartis de la manière suivante :

Dix-sept garçons et dix-huit filles ; vingt étaient âgés de moins de deux ans, quinze étaient âgés de deux à six ans. De ces décès vingt-cinq ont été causés par des accidents convulsifs, tétaniques et asphyxiques que

nous avons longuement décrits ; huit ont été causés par
des accidents pneumoniques, inflammatoires ; deux par
des accidents de tuberculisation avec cachexie typhoïde.

Il est difficile d'établir une règle absolue, relativement à la durée de la maladie, qui s'est terminée si malheureusement. Nous devons dire que presque tous ces
enfants étaient non-seulement dans de mauvaises conditions hygiéniques présentes, mais encore qu'ils se
trouvaient, avant l'invasion de la maladie, soumis à des
causes d'affaiblissement chronique (rachitisme, scro-
fules, diarrhée, bronchites chroniques).

Dans les familles composées de nombreux enfants,
dont j'ai parlé, la mort a toujours choisi pour victimes,
soit le plus faible, le plus débile ou le plus jeune, bien
que la maladie elle-même n'ait pas frappé un seul enfant au-dessous de huit mois.

Nature de la maladie. — Bien que nous n'ayons pas
l'intention d'étudier à fond la nature de l'essence de
la maladie, cette question étant presque toujours oiseuse et conduisant plus souvent à une fausse route qui
par suite ne peut mener à aucun bon résultat, nous
ne pouvons nous empêcher de nous arrêter un moment
sur le trait principal et, pour ainsi dire, sur la caracté-
ristique qui a distingué cette singulière et désastreuse
épidémie.

Dans toute espèce de maladie il est d'usage de mettre
d'une manière un peu oiseuse, plutôt que par le fait
même d'une étude attentive et bien raisonnée, au nombre des causes prédisposantes, une mauvaise habitation,
une aération insuffisante, une nourriture de mauvaise
qualité, des alternatives de chaud et froid, etc., etc.

Mais, dans le cas particulier qui a fait le sujet de cette
triste étude, nous ne pouvons nous empêcher d'insister

particulièrement sur ce fait, que, si la maladie a frappé exclusivement : 1° la partie la plus populeuse et la plus compacte de la ville ; 2° la classe la plus nombreuse et la plus mal logée de la population ; 3° que si elle a exercé principalement ses ravages sur un petit nombre de familles, presque toutes dans de déplorables conditions de salubrité, il est impossible de ne pas attribuer une influence énorme, sinon exclusive, aux causes prédisposantes dont nous venons de parler.

Quant aux conditions météorologiques, sur lesquelles les médecins sont peu d'accord, leur influence nous paraît décisive.

Les épidémies de suette ont sévi à plusieurs reprises et avec une intensité variable sur différents points de l'Empire français. Nous n'avons pu, malgré les recherches les plus attentives, trouver de raison suffisante pour expliquer l'épidémie, soit dans la configuration des lieux, soit dans la constitution géologique des terrains. Une chose, cependant, nous a constamment frappé ; c'est que presque toutes les épidémies de suette se sont manifestées lorsque, après une longue série de temps pluvieux, apparaissaient des orages fréquents avec alternative de pluies torrentielles et de chaleur torride, avec un vent du sud ou du sud-ouest.

Ainsi, en 1841 : épidémie de la Charente et de la Dordogne ; hiver très-pluvieux, auquel succède un printemps très-chaud avec alternatives d'orages et de soleil.

Épidémie du Cantal, 1846 ; mars et avril ; pluies continuelles et froides alternant avec une température lourde et orageuse.

Épidémie de Lot-et-Garonne, 1842 ; de juin à septembre ; mêmes conditions.

Épidémie de la Haute-Marne ; août, 1845.

Épidémie de la Vienne, 1845.

Cependant il ne faut pas se faire d'illusions sur la portée de ces remarques, relativement à l'influence des conditions météorologiques. Car pourquoi l'épidémie sévit-elle dans telle commune plutôt que dans telle autre située dans des· conditions météorologiques exactement semblables, et souvent dans des conditions de salubrité infiniment moins favorables? La gravité de l'épidémie cesse de se faire sentir lorsque la saison devient moins pluvieuse.

Il est probable que la science cherchera encore long-temps avant d'arriver à une solution satisfaisante de cette question. Nous nous bornons en conséquence à mentionner cette coïncidence, sans vouloir en tirer des conséquences plus arrêtées.

Le cachet distinctif de cette épidémie, le sceau sous lequel elle restera frappée, est sans contredit l'état typhoïde sur lequel est venue, pour ainsi dire, se enter la double éruption que nous nous sommes appliqué à décrire.

Cet état typhoïde a été caractérisé par l'ataxie à peu près générale chez tous les malades, une plus grande fluidité du sang et presque sa décomposition, dont les hémorragies, les sueurs profuses et in-fectes, les diarrhées incoercibles ont été les signes les plus frappants; enfin, par cette altération pro-fonde de tout l'organisme, qui a eu pour conséquence cette éruption de muguet buccopharyngien et vulvaire, la laryngite, les plaques gangréneuses ou couenneuses qui se produisaient sur les plaies, la longueur des con-valescences, l'ulcération des ailes du nez et des pau-pières, et surtout cette perturbation complète de toutes les fonctions qui sont sous la dépendance de l'innerva-

tion ; altérations observées dans les maladies à principe septique, altérations que nous avons mentionnées
déjà chez un certain nombre de nos malades choléri-
ques ou typhiques, et qui probablement ont déterminé
les mêmes funestes conséquences dans l'épidémie du
hameau des Alluets et de Viroflay, bien que nous
n'ayons pas d'observations précises à cet égard.

Mais à quelle lésion attribuer la constance, l'unifor-
mité et la gravité des symptômes que nous avons observés? Nous avons lu attentivement, pour nous éclairer
à ce sujet, les excellents rapports faits à l'Académie par
MM. Bricheteau (1) et E. Gaulthier de Claubry (2). Les
préjugés des campagnes empêchant d'une manière à
peu près absolue les autopsies des cadavres, nous avons
dû voir si quelques confrères plus heureux que nous
avaient pu élucider ces questions.

La plupart des médecins qui ont été en présence des
épidémies de suette n'ont pu, pour les mêmes raisons
que nous venons d'exposer, faire que très-peu d'autopsies. Celles qui ont été décrites ne nous fournissent
que des données tout à fait insuffisantes, pour ne pas
dire complétement négatives. Malgré les recherches
infructueuses, on a essayé d'expliquer théoriquement
la cause des accidents formidables qui se développaient,
accidents ayant quelquefois la plus grande similitude
avec ceux observés par nous-mêmes, et présentant toujours une certaine analogie avec les malades que nous
avons observés.

Pour les uns, on aurait affaire à une fièvre pernicieuse
de la plus mauvaise nature.

(1) *Mémoires de l'Académie de médecine,* tom. IX.
(2) *Mémoires de l'Académie de médecine,* Paris, 1849, tom. XIV,
p. 88 et suiv.

Les observateurs qui ont soutenu cette opinion se trouvaient dans des pays marécageux, soumis aux fièvres intermittentes. Ce n'est pas le cas à Rueil. Les fièvres intermittentes y sont rares, très-bénignes et le plus souvent sont le fruit d'un séjour prolongé dans un pays étranger; de plus, la marche des accidents était continue dans sa gravité. Le miasme paludéen n'a donc aucune influence dans la production de ces accidents.

Pour les autres, il y aurait une congestion générale des viscères du cerveau, des poumons, du cœur ou même des intestins; congestion déterminée par la modification apportée dans la nature du sang, privé de son sérum par les sueurs observées.

Nous ne nous rangeons pas encore de cet avis. Bien que nous reconnaissions avec ces auteurs tous les signes d'une congestion viscérale énorme, nous croyons que la cause n'en a pas résidé, pendant l'épidémie actuelle, dans la modification du sang. Bien que, reconnaissant parfaitement la désorganisation profonde du fluide vital, nous attribuons plutôt les mouvements convulsifs et tétaniques qui amenaient la mort, à une sorte d'empoisonnement analogue à l'empoisonnement produit par le gaz des égouts ou des fosses d'aisance; empoisonnement produit sous l'influence de l'encombrement par de nombreux malades dans une petite pièce, par l'odeur qu'exhalait le malade lui-même, qui restait pendant plusieurs jours couché sur la même paillasse, toute imprégnée qu'elle fût de ses excréments et de ses sueurs, mais sous l'influence d'une cause septique d'un miasme contagieux dont la nature nous est inconnue.

Cette hypothèse nous paraît d'autant plus plausible que, dans chacune des familles atteintes, le membre le plus frêle, le plus maladif ou le plus jeune fut toujours frappé de préférence ; que partout où les conditions hygiéniques étaient moins défavorables, la désorganisation profonde de l'économie n'amena pas la mort, malgré des accidents formidables et des convalescences indéfiniment prolongées.

Nous venons de prononcer le mot de contagion. Bien que nous devions revenir un peu plus loin sur ce sujet, il nous paraît nécessaire, pour bien faire comprendre notre pensée, d'en dire ici quelques mots.

Toute contagion suppose deux termes. Le premier, un germe doué de certaines propriétés. Le second, une certaine capacité de recevoir ce germe. Le premier, c'est-à-dire le germe, nous échappe complétement. Comment a-t-il été apporté ? D'où venait le fléau ? Sont-ce les alternatives de pluies et de chaleur, ou les grands mouvements de terrain nécessités par des améliorations municipales qui ont développé sa formation ? A-t-il été apporté, au contraire, par quelque individu ayant été primitivement en contact avec quelques contaminés situés dans une autre région ? L'examen le plus attentif, les recherches les plus minutieuses, ne nous ont donné à ce sujet aucun renseignement positif.

Quant au second terme, la marche de l'épidémie nous donne la réponse. La capacité de contagion n'a existé que, 1° chez les enfants, 2° que chez les enfants des classes indigentes soumis aux plus détestables conditions hygiéniques. Enfin l'épidémie s'est éteinte lorsqu'elle eut étendu ses ravages sur presque toutes les familles placées dans les conditions dont je viens de parler.

L'âge adulte, de bonnes conditions hygiéniques, des logements salubres ont, dans la presque totalité des cas, été des conditions dans lesquelles le germe contagieux n'a pu prendre tout son développement.

Cette épidémie a frappé d'autant plus douloureuse-
ment la population, qu'elle a sévi avec une intensité
énorme dans une période de temps très-court, et que,
jusqu'à ce jour, la ville de Rueil avait échappé aux
épidémies meurtrières qui sévissaient sur toute la
France.

Ainsi, en 1832, en 1849, en 1854 et en 1858, l'é-
pidémie de choléra avait épargné à peu près complétement la ville. Quelques cas isolés plutôt sporadiques
qu'épidémiques, mais sans filiation aucune entre eux,
avaient, il est vrai, frappé quelques victimes, mais
sans même causer un grand émoi parmi les habitants.

Les grandes épidémies de croup et d'angine couenneuse qui, en 1854, 1855, 1858 et 1859, firent tant de
victimes à Paris et dans une grande partie du territoire français, passèrent presque inaperçues dans ce
pays. Enfin je dois ajouter que depuis plus de cinq ans
que je suis établi dans cette ville, et dans laquelle
j'exerce ma profession tant comme médecin du bureau
de bienfaisance que comme médecin des écoles, je
n'avais jamais constaté le génie épidémique ; car je ne
peux pas donner ce nom à quelques cas de varioles bé-
nignes survenues dans le cours de l'année passée, et
aux ophthalmies qui atteignent périodiquement chaque
année la plupart des enfants en bas âge concentrés
dans un petit espace.

Nous devons ajouter, pour confirmer ce que nous
venons d'avancer, que nous n'avons jamais observé de
fièvre puerpérale à Rueil, soit sporadique, soit épidémique, bien que cette affection sévisse chaque année
à Paris avec une déplorable intensité. Ainsi, il y a environ plus de deux cents accouchements chaque année,

ce qui fait, depuis que nous habitons le pays, plus de mille accouchements, sans compter les fausses couches; eh bien, jamais nous n'avons observé un seul cas de fièvre puerpérale. Et cependant, comme médecin vérificateur des décès, nous ne pouvions manquer d'en avoir connaissance, si le fait s'était présenté; d'autant que notre internat à Necker et à l'hôpital des Cliniques, en 1856 et 1857, nous a familiarisé de longue date avec cette affection meurtrière.

Cette négation complète du génie épidémique sur notre territoire rend d'autant plus extraordinaire la rougeole-suette qui vient de frapper si cruellement la population, en respectant relativement, bien entendu, les populations des localités voisines, même les plus rapprochées; à tel point que l'asile impérial du Vésinet, situé à quatre kilomètres, qui contient trois cent soixante lits de convalescents, dont quarante à cinquante de nourrices, n'en a pas présenté un seul cas pendant la même période de temps. Cette assertion nous a été confirmée à diverses reprises par le docteur Guionis, médecin de l'Asile impérial, et nous savons que les épidémies de suette seule ont été très-fréquentes dans toute la France, mais non de rougeole et suette réunies.

Il est probable que les épidémies de même nature doivent sévir de temps à autre, dans quelques points circonscrits du territoire, et en particulier dans le département de Seine-et-Oise; mais nous n'avons à cet égard aucune donnée précise, le médecin de campagne ayant en général trop à faire à gagner sa vie, pour consacrer ces moments précieux à écrire des observations, à rédiger des mémoires et à faire part des résultats de son expérience.

J'ai trouvé cependant, dans le rapport sur l'ensemble
des travaux du Conseil central d'hygiène et de salubrité
de Seine-et-Oise, rapport rédigé avec infiniment de
soin et de talent par le docteur Louis Pénard (1), quelques indices d'épidémies semblables.

Ainsi, une épidémie de rougeole-suette, ayant causé
cinq décès, a sévi, en 1861, pendant l'hiver, aux Aluet-
tes-le-Roi, petite commune du département de quatre
cent quatre-vingts habitants. Le docteur Le Mazurier
a été chargé de faire un rapport au Conseil de salubrité
sur cette épidémie; il constate que la commune, comme
celle de Rueil, repose sur un sol glaiseux qui conserve
l'eau des pluies à sa surface. Mais cette épidémie frap-
pait principalement les adultes et les personnes d'un
âge mûr. Le rapporteur ne nous dit pas à la suite de
quels symptômes les malades mouraient et quelles
étaient les principales fonctions atteintes mortellement.

Il fait observer que ce pays fut décimé en 1832, par
le choléra.

Je trouve à la fin de ce rapport les lignes suivantes :
« Cette sorte d'épidémie n'est pas très-rare dans le
« département, et pour ne parler que de ce qui est ar-
« rivé dans ces derniers temps, la commune de Viroflay
« fut ravagée, il y a quelques années, par une épidémie
« de *rougeole et de suette miliaire qui atteignait princi-*
« *palement les enfants.* » Mais il n'y a là, ni relativement au traitement, ni relativement à la marche de la
maladie elle-même, rien qui ait pu nous servir de guide
dans le cours de l'épidémie que nous avons eu à traiter
pendant ces deux derniers mois.

Contagion. — La suette est-elle ou non contagieuse?

(1) Tome II.

C'est là une question dont la solution est hérissée de difficultés; nous ne prétendons pas non plus arriver à la solution. M. Grisolle d'une part, après avoir nié la contagion d'une manière absolue, a été amené à changer d'opinion. Nous ne savons en ce moment quelles sont les idées de l'éminent professeur; mais ce fait indique bien combien est grande la difficulté de résoudre d'une manière absolue la question qui nous occupe.

Un certain nombre de médecins ont nié la contagion de la suette. Ils se fondent principalement sur ce fait, que les maladies bien véritablement contagieuses: rougeole, scarlatine, variole, ne se produisent qu'une seule fois sur le même individu. Cette raison nous paraît peu plausible.

D'une part, la rougeole et la variole peuvent sévir plusieurs fois sur le même individu: nous en avons de nombreux exemples; et, dans le cours même de la maladie qui nous occupe, beaucoup de nos petits malades avaient eu la rougeole une première fois, ce qui n'a pas empêché la production de la même maladie avec toutes ses complications dans le cours de l'épidémie qui nous occupe.

D'autre part, bon nombre de maladies contagieuses peuvent se reproduire à plusieurs reprises sur le même individu. Ainsi, pour ne prendre qu'un exemple, l'angine couenneuse et le croup peuvent sévir à différentes reprises sur un même sujet. Et l'auteur du présent mémoire, étant interne à l'hôpital des Enfants malades, a été deux fois, à trois mois d'intervalle, frappé d'une angine couenneuse grave. « En 1855. »

Il faut donc chercher une autre raison pour prononcer la non-contagion de la suette. Les exemples qui viennent de passer sous nos yeux peuvent-ils élucider la question? D'abord, en ce cas, l'épidémie présentait un caractère complexe : la rougeole d'abord, puis la suette. Les rôles n'ont jamais été intervertis.

En second lieu, l'épidémie a sévi seulement sur un certain nombre de familles, toutes placées dans des conditions hygiéniques défavorables. Enfin, chose remarquable, l'épidémie n'a sévi que sur des enfants, contrairement à ce qui a lieu pour la suette simple, qui sévit de préférence sur les adultes. Cette dernière anomalie peut s'expliquer parce que la suette a été constamment greffée sur la rougeole, et que la maladie, tout en offrant les caractères de deux affections essentiellement distinctes d'après les cadres nosologiques, paraissait une par la régularité et la constance de ses symptômes.

Mais si d'autre part nous considérons ceci, que :

1° Dans une même famille, tous les enfants cohabitant dans une même pièce ont presque toujours été frappés successivement ;

2° Que lorsqu'on a eu le bonheur de pouvoir séparer dès le principe les enfants sains des enfants malades, de les mettre dans des conditions hygiéniques plus favorables, ceux-là n'ont pas été atteints ;

3° L'ordre dans lequel la maladie se développait : enfants de trois ans d'abord, puis les plus âgés, pour sévir en dernier lieu sur les plus jeunes ; il est difficile de ne pas admettre la contagion. Cet ordre de succession a été tellement constant que, dans les nombreuses familles frappées par le fléau, nous n'avons pas constaté une seule exception : toujours les plus jeunes étaient frappés les derniers.

La contagion de la rougeole-suette est pour nous un fait bien suffisamment démontré. Bien que nous manquions de preuves assez fortes pour faire partager notre

opinion à tous nos confrères, nous exposons avec sincé-
rité les causes qui nous paraissent militer pour et contre
notre conviction.

Traitement. — Il nous a semblé, et cela après l'étude
la plus attentive de l'effet des différents remèdes qui
ont été appliqués, qu'il était oiseux de s'occuper dans le
traitement de cette maladie des symptômes principaux,
tels que : éruption, toux, éternuments, bronchopneu-
monie, cartarrhe suffocant, etc., etc.

Ce qu'il fallait traiter avant tout, était l'état typhoïde
qui paraissait au début et persistait pendant toute la
durée de la maladie, et principalement les accidents d'a-
taxie sur lesquels nous avons insisté avec tant de soin.
C'est ainsi que les sudorifiques donnés constamment
au début par les parents, et dans lesquels l'esprit de
routine des populations rurales a tant de confiance,
qu'il est souvent impossible au médecin de les faire
supprimer, dès que le plus petit bouton apparaît sur
la peau, m'ont paru avoir une mauvaise influence sur
la marche de la maladie. Les préparations d'antimoine,
d'opium, de belladone, de lactucarium m'ont également
paru sans influence notable sur aucun des phénomènes
bronchiques ou pneumoniques.

Les seuls médicaments dans lesquels j'aie remar-
qué de bons résultats, les seuls que j'aie été amené
à prescrire avec exclusion, dès le début de la maladie, sont : d'une part, le quinquina et les toniques
en général ; les anti-spasmodiques : musc, castoréum,
camphre, sirop d'éther, etc.; enfin les révulsifs cutanés :
vésicatoires, huile de croton, ammoniaque, exclusivement conseillés sous forme de pommade de Gondret.

Ainsi, au début de l'épidémie, le plus grand nombre
des décès ayant été produits par des accidents convul-

sifs succédant à un coma prolongé et à des cris encéphaliques ; plus tard, dès que j'ai vu apparaître ces symptômes, j'ai appliqué des vésicatoires à la nuque, derrière les oreilles, fait faire des frictions sur toute la colonne vertébrale avec de la pommade Gondret. En même temps que des sinapismes étaient appliqués en permanence aux extrémités inférieures, les anti-spasmodiques et les toniques étaient administrés à l'intérieur et à haute dose, et nous avons eu tout lieu de nous féliciter de l'application constante de ce précepte.

En même temps que cette épidémie sévissait sur les enfants, il est curieux d'examiner quelles maladies marchaient parallèlement à celle-ci sur les adultes.

On sait en effet que, lorsqu'une épidémie sévit avec intensité dans un pays, elle fait taire pour ainsi dire toutes les autres maladies, ou du moins, quand elle ne les éteint pas complétement, elle les marque de son empreinte.

Ce fut précisément le cas dans le fait particulier qui nous occupe en ce moment ; il y eut des fièvres typhoïdes assez nombreuses et marquées au cachet de l'ataxie, mais cette affection n'a pas, à beaucoup près, la gravité de la rougeole-suette.

Les cas de fièvres typhoïdes ou muqueuses qui ont régné pendant la durée de la maladie «rougeole-suette», ont été au nombre de vingt-deux, ayant sévi presque toutes chez les adultes ; trois seulement sur des sujets de plus de quarante ans. Sur ces vingt-deux typhoïdes, nous n'avons eu à constater aucun décès, bien que, dans la majorité des cas, des symptômes formidables se soient developpés dès le commencement, et que la durée de plusieurs d'entre elles ait été de quarante à soixante jours.

Les maladies qui ont sévi avec le plus de fréquence pendant ces deux mois, après celle que je viens de signaler, ont été causées par l'intempérie de la saison et ces alternatives de chaud et de froid, des pluies torrentielles qui succédaient aux chaleurs torrides ; alternatives qui n'ont cessé pendant les mois de juillet et d'août.

Ces maladies ont été des angines, et principalement des angines inflammatoires ou aphtheuses avec gonflement des ganglions cervicaux, des bronchites simples, capillaires, ou des pneumonies, des rhumatismes articulaires avec forme aiguë, avec métastase sur les séreuses du cœur, et des accidents ataxiques très-graves. Nous devons ajouter que les phthisies pulmonaires prenaient une marche plus rapide.

Nous croyons avoir fait une étude attentive d'une maladie peu connue, et nous avons donné, suivant notre conscience et d'après le temps strict que nos occupations nombreuses nous laissent, une histoire abrégée de ce que nous avons observé ou du moins de ce que nous avons cru noter de remarquable, d'exceptionnel, dans le cours de cette épidémie.

Nous croyons pouvoir en tirer cette leçon : c'est que trop souvent la population ouvrière des villes demeure dans des logements trop étroits, malsains, peu aérés, inhabitables, en un mot, pour un trop grand nombre d'individus qui trouvent moyen de s'y entasser et d'y accomplir tous les actes de la vie animale.

Il y a là une triste conséquence de la misère, conséquence mauvaise au point de vue de la santé d'abord et de la vie des individus : conséquence peut-être plus mauvaise encore au point de vue de la moralité et de la décence, dont les enfants, couchant pêle-mêle avec leurs parents, ignorent les premières notions.

Il serait à désirer vivement que l'administration dictât les mesures les plus énergiques pour parer autant qu'il est possible à un tel état de choses, pour tâcher d'effacer dans l'avenir un triste tableau sur lequel nos yeux se sont arrêtés trop souvent.

Je ne veux pas terminer ces quelques pages sans exprimer hautement mes remercîments et ma reconnaissance au maire de la ville et au directeur du bureau de bienfaisance. En mettant avec une libéralité sans limite les médicaments à la disposition de tous les malades; en fournissant, autant que cela a été nécessaire, des bouillons et des aliments sains aux convalescents, ils ont soulagé bien des misères et sauvé bien des victimes.

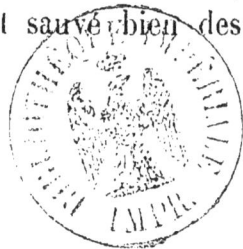

TABLE DES MATIÈRES

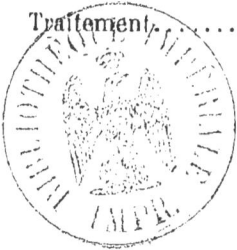

CORBEIL. — TYP. ET STÉR. DE CRÉTÉ.